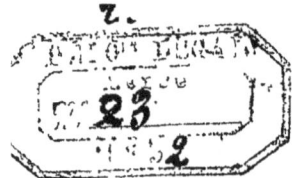

Dépôt de Thiolier

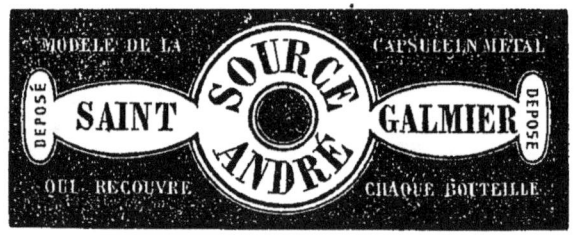

PRÉFECTURE DE LA LOIRE.

Extrait du Règlement de la nouvelle Source de Saint-Galmier.

SOURCE ANDRÉ.

Le Préfet du département de la Loire,
Vu l'arrêté de M. le Ministre de l'agriculture et du commerce, du 2 mars 1848, portant autorisation de délivrer au public les *Eaux minérales acidules* de la nouvelle Source de Saint-Galmier, appartenant à la société ANDRÉ et COMP., et l'ordonnance du 18 juin 1823 concernant les établissements d'eaux minérales,

ARRÊTE :

Art. 1er. L'ouverture de la fontaine se fera le 1er mai, et la clôture fin septembre de chaque année.

Art. 2. Nul ne sera admis à prendre les eaux de la Source André qu'après s'être présenté devant le médecin-inspecteur pour obtenir son autorisation. Cette autorisation ne pourra jamais être refusée aux malades qui justifieront des prescriptions d'un médecin de leur choix.

Art. 4. Il sera tenu, sous la surveillance du médecin-inspecteur, un registre où devra être inscrit, suivant l'ordre d'arrivée, tout malade admis à boire l'eau de la Source André, ou à prendre des bains.

Art. 5. Selon les besoins, un ou plusieurs employés seront préposés à la distribution de l'eau aux buveurs, le matin depuis cinq heures jusqu'à dix heures, et le soir depuis deux heures jusqu'à cinq heures. Il est interdit à toute personne non employée à la Source de faire cette distribution, ni de puiser dans la fontaine de quelque manière que ce soit.

Art. 8. Le médecin-inspecteur est chargé de la police intérieure de l'établissement ; il statuera sommairement sur toutes les réclamations, et il devra requérir des propriétaires la suspension ou le renvoi des gens de service qui manqueraient à leurs devoirs envers les malades, sauf recours au Préfet.

Art. 9. Le présent Règlement sera soumis à l'approbation de M. le Ministre de l'agriculture et du commerce.

Montbrison, le 3 juin 1848.
Pour le Préfet de la Loire en tournée :
Le Conseiller de préfecture délégué, BERGER-FILLON.
Vu et approuvé :
Le Ministre de l'agriculture et du commerce, TOURET.

MODIFICATION AU TARIF DE LA NOUVELLE SOURCE ANDRÉ.

L'Eau minérale destinée aux envois, la bouteille, verre compris, capsulée et bouchée. . . . . 30 c.
L'Eau minérale destinée aux envois, la bouteille, verre compris, goudronnée et bouchée (prise à la Source). 25 c.
L'emballage pour 60 bouteilles. . . . . 2 f. »

Montbrison, le 24 avril 1851.
Le Préfet de la Loire, BRET.

LES EAUX GAZEUSES
DE
SAINT-GALMIER.

DÉGUSTATION MÉDICO-HYGIÉNIQUE,
Par M. le docteur DIDAY de Lyon.

Une réaction bien caractérisée s'opère en ce moment dans l'esprit public à l'égard des eaux minérales.

Perdues jadis au dernier rang parmi les arcanes que la mode inscrit et biffe tour-à-tour sur sa matière médicale, on les a vues, répudiant ce compromettant patronage, demander à faire loyalement leurs preuves de noblesse scientifique. Ouvrages *ex-professo*, — controverses académiques, — brigues ardentes pour les places d'inspecteurs, voire d'externes, — puisements et analyses dûment légalisées, — forages artésiens, — expéditions au dehors et contrefaçons au dedans, — surveillance plus directe du gouvernement, tout témoigne de cette heureuse renaissance. Décidément on les discute, on les prend au sérieux.

Entrez dans un salon : doux murmure à l'oreille du médecin! les récits de cures thermales ont le pas dans la conversation. L'un ne finit que pour réveiller un écho dans la source rivale. Esprits forts ou coquettes et universitaires, radicaux, vieux garçons, épouses stériles, riches blasés, hypocondriaques, tous abjurent du moins leur scepticisme en ce point. Pas de critique, point de plaisanterie surtout. Molière lui-même émousserait son crayon à vouloir caricaturer un Prunelle, un Bertrand ! Eh ! n'est-ce pas la seule foi naturelle à ce peuple? Prêt à s'incliner devant tout pouvoir qui le laissera vivre, voudrait-il contester celui qui le guérit?

Sincère ou non, ce retour vers les eaux minérales est un fait. Acceptons-le pour ce qu'il pourra durer. Comme médecin, je m'en réjouirais sans réserve s'il ne menaçait pas, dans son élan, de dépasser le but. Tant de nouveaux convertis proclament aujourd'hui leur efficacité souveraine qu'on risque fort de ne plus y voir désormais qu'un remède. On s'en moquait autrefois; on leur accordait tout au plus le pouvoir d'une distraction. Bientôt elles se trouveront exclusivement reléguées dans le formulaire. L'indication pathologique l'emportant sur toute autre, on oubliera que s'il est des eaux bien réellement et puissamment *médicamenteuses*, il en existe aussi de non moins incontestablement *hygiéniques*.

Résister à cette tendance est une habitude autant qu'un devoir pour le praticien. Habitude facile, devoir doux à remplir ! car la santé passant en première ligne, — même avant la guérison, — ce qui aide à la conserver ne vaut-il pas, et au centuple, le plus sûr spécifique? A l'œuvre donc! et, à tant de volumes remplis des cures dues aux thermes français et étrangers, ajoutons une humble mais véridique page sur une source nationale, source hygiénique par excellence, l'*eau de Saint-Galmier*.

Qui que vous soyez, lecteur, ou client ou confrère, veuillez me permettre, selon l'usage, de vous décliner sommairement les titres de ma protégée : c'est une fille de bonne maison, car ses quartiers remontent à quelques lustres avant l'ère chrétienne : un peu vive, malgré son âge, mais sans jamais sortir ni entraîner hors des justes limites. On accorde à ses rivales plus de pétulance ; elle fait, elle, peu de bruit ; mais de sa conversation il reste au moins quelque chose. C'est surtout à dîner que ses qualités se déploient ; on peut sans crainte l'admettre à sa table ; elle n'est point un convive gênant, s'accorde avec n'importe quel voisin, s'accommode également de tous les services, de tous les vins. Invitez-la donc sans façon, et ne craignez pas de prolonger la séance. Mais pour me dire votre avis sur son compte, attendez le moment de la digestion ; c'est alors que vous pourrez décider si elle a suffisamment payé son écot.

A ce flatteur mais fidèle portrait, ne reconnaissez-vous pas l'aimable compagne des hommes d'étude, — l'utile alliée des entéralgiques, — l'amie intime de toute beauté atteinte de vapeurs ou menacée de couperose, — celle à qui les gastronomes doivent l'ineffable bienfait d'un repas de plus par jour, d'une indigestion de moins par repas, — l'*eau de Seltz française*, pour la nommer de son vrai nom, mais l'eau de Seltz à double volume de gaz et à prix moindre du double ?

Seltz possède une réputation formidable. Propriété du duc de Nassau qui l'exploite royalement, il jouit d'une exportation sans limites dans le nouveau comme dans l'ancien monde, équivalant à plus de trois millions de cruches par an. Depuis 1581, deux cents auteurs pour le moins ont célébré ses propriétés. Aussi son nom est-il devenu la désignation générique de tout ce qui se découvre, de tout ce qui se fabrique, de tout ce qui s'ingurgite de plus ou moins analogue.

Mais ce n'est pas tout que d'être ducale pour être bue. De nos jours il faut une autre condition pour se faire accepter, et le lingot d'or même risquait d'être délaissé s'il ne s'était offert à bon marché. Sous ce rapport, l'eau de Saint-Galmier ne craint pas davantage son aristocratique émule. Plébéiennement située au centre d'un bassin houiller (1) et de verreries importantes (2), à 2 kilom. du doyen de nos railways (3), elle a su profiter des relations de bon voisinage pour voyager économiquement. Aussi peut-elle se vendre dans le midi 20 centimes la bouteille, et bientôt Paris jouira de ce même avantage. Ce n'est pas tout : l'ingénieux propriétaire de la principale source, M. André, a eu l'heureuse idée de donner aux bouteilles, pour chaque expédition, la forme particulière usitée dans le pays auquel elle est destinée. Marseille et la Provence reçoivent donc le litre du liquoriste ; Bordeaux, la bordelaise ; Châlons, la bourguignonne ; Paris, la bouteille de Sèvres ou de Bordeaux. Ainsi, une fois

(1) Saint-Etienne et les gîtes environnants.
(2) Rive-de-Gier.
(3) Le chemin de fer de Saint-Etienne à Roanne, qui se relie par la première de ces deux villes avec la voie de Saint-Etienne à Lyon, et par la seconde avec le chemin de fer du Centre.

l'eau bue, le consommateur a une bouteille neuve, toute rincée, de la valeur marchande de sa localité. Une capsule en métal maintient le bouchon fixe, remplace le goudron, laissant la bouteille sans taches ni marques, de manière qu'elle est reprise par tous les entrepositaires au prix de facture.

— Voilà, direz-vous, une idée qui, pour n'être point médicale, n'en paraît pas moins bonne, et ce M. André mérite assurément d'avoir beaucoup de ses bouteilles à reprendre. Mais un scrupule me pèse depuis que je vous lis : on me vend à Paris, et pour 20 centimes aussi, d'excellente eau gazeuse, claire, limpide, de plus fraîche à miracle, puisqu'elle sort de la fabrique voisine. J'ai même été curieux de la comparer avec votre eau de Saint-Galmier, et, je vous demande mille pardons, mais il m'a semblé...

— Qu'elle lui est bien supérieure, puisqu'elle fait sauter le bouchon. N'est-ce pas ce que vous allez dire ? Oui, mon cher lecteur, et je veux ajouter tout de suite que votre eau artificielle contient cinq volumes de gaz pour un et demi que renferme la plus riche source de Saint-Galmier, la source André. Apprenez encore que le savant monographe des eaux minérales de la France, M. Isidore Bourdon, juge que « l'art possède les moyens de rendre l'eau fabriquée plus gazeuse et plus agréable que l'eau naturelle. » « L'eau de Seltz artificielle, dit-il plus loin, est assurément un sujet de triomphe pour la chimie. » Vous avez donc pour vous l'usage, l'analyse, les autorités, et vous pouvez, à votre tour, triompher en bonne compagnie.

— Et comment donc allez-vous vous y prendre pour me faire admettre l'avantage de votre eau, si celle que me vend mon épicier est trois fois plus riche ?

— Plus riche ! distinguons : plus riche... dans la bouteille. Mais ce qui doit profiter de cette richesse, trop confiant buveur, ce n'est ni votre nappe, ni le parquet, ni même le verre : c'est exclusivement et uniquement votre estomac. Le bouchon saute ! vous vous émerveillez. Mais, s'il vous plaît, ce qui la fait sauter, qu'est-il devenu ? — La mousse déborde, et votre table représente un instant à vos yeux ébahis ces enseignes flamandes où l'écume de bière décrit de la cruche au verre qu'elle va remplir une complaisante parabole. Nouvelle jubilation ! Mais cette mousse, le gaz qui la soulève n'était-il donc destiné qu'à flatter vos yeux ?

— Je comprends, je comprends; mais l'industrie a répondu par un progrès à votre impuissante objection. Grâce au siphon, je vais puiser le liquide tout chargé de principes gazeux, au centre même de son réservoir.

— A mon tour, je comprends; mais ma réponse est la même. Je vais plus loin que vous. Supprimez le verre. Collez vos lèvres au bec du siphon et le gaz se perdra encore. Fermez la bouche, il s'échappe par les narines. Cherchez à avaler brusquement : avant que l'estomac ait reçu le liquide, la moitié des bulles s'est arrêtée devant les premières contractions de l'arrière-bouche. A peine avez-vous bu un verre, les régurgitations le dépouillent de son principe volatile. C'est que l'acide carbonique n'était maintenu là que par compression. On l'a forcé à entrer dans cette habitation incompatible à sa nature : il s'y isole et y demeure un étranger. Suspendu, mais non combiné, la force qui tend incessamment à l'en dégager est égale à celle qu'il a fallu pour l'y emprisonner. Aussi sa tension puissante se joue de la contraction pharyngienne, et pour lui fermer le passage, ce ne serait pas trop de ficeler le cardia ou de goudronner l'œsophage.

Tranquille dans sa force, sûre de ses effets, l'eau de Saint-Galmier ne dépense pas en jactancieux bouillonnements son bienfaisant pouvoir. *Agir à temps* est le secret de plus d'une puissance : c'est aussi le sien. Le gaz s'exhale peu à peu, sans distendre l'estomac ; il se dégage pendant la durée entière du travail de la digestion. Cette stimulation légère, agaçante, continue, s'étend à toute la surface, pénètre les moindres plicatures, s'exerce dans les follicules comme sur les villosités, soumet en un mot la totalité du viscère à un surcroît d'activité qui en aucun cas n'a de danger, puisqu'il n'est que l'augmentation de l'action organique normale. Contractilité, sécrétion, sensibilité, tout s'exagère momentanément, dans de justes limites que jamais on n'a vu dépassées. C'est l'état physiologique à son plus haut degré, mais ce n'est ni plus ni pis. J'ai vu, il est vrai, des indigestions à sa suite ; mais elles méritent de faire une classe à part sous le nom d'indigestions *par excès de confiance*. Précieux trophées que ceux-là ! Garants incontestables de sa vertu, de son crédit tout au moins ! M. André en recueille avec soin les observations. Puissé-je moi-même en provoquer ici de nouvelles à sa gloire !

Mais l'eau de Saint-Galmier compte d'autres rivaux. On a bien compris que l'acide carbonique n'est que l'un de ses éléments minéralisateurs. De même, hélas ! qu'on ment l'eau de Barèges, de Vichy, de Bussang, etc., de même on s'est ingénié à mettre en bouteille les sels qui se trouvent dans les eaux acidules naturelles. Il y avait même là double profit. Tout en prétendant, par cette addition, mieux copier la nature, on avait l'avantage d'une préparation extemporanée ; on livrait aux consommateurs, par le mélange de deux sels, le moyen de se passer de cave. Avec son zogseltène, chacun pouvait en tout lieu se procurer à l'instant la piquante liqueur.

Nous en avons tous goûté de ces produits si agréables... à la quatrième page. Eh bien ! franchement, la main sur l'épigastre, que vous en semble ? Je parle des meilleurs ; est-ce bien pur de toute réminiscence pharmaceutique ? La dernière gorgée ne vous rappelle-t-elle pas plutôt un jour de médecine que de gala ?... Déjà je vois votre lèvre frémir, vos narines trembloter de souvenir... Je pressens la réponse et je me contente de ses avant-coureurs. — Allons, remettez-vous. Pour le malaise que vous venez de ressentir, je vous dois bien un dédommagement. Lisez donc et profitez. *Intelligite et erudimini.*

C'était en 1835, à la Salpêtrière, par un beau jour d'automne. Le vénérable Pariset, qui avait ses idées à lui sur le traitement moral, imagina de donner une soirée dansante aux aliénées de sa section. De ce bal, — que je crois voir encore de mes yeux, — nous autres internes, nous étions naturellement les cavaliers et aussi un peu les pourvoyeurs. L'un de nous, docteur ès-sciences, ma foi, et assez galantin de sa nature, conçut la judicieuse pensée que, pour n'avoir pas toute leur raison, nos danseuses n'en seraient pas moins sensibles à ce qui exerce tant d'empire sur leur sexe. Il se chargea donc de la partie des rafraîchissements, et avec l'aide d'un interne en pharmacie, — qui délivra les ingrédients nécessaires, — confectionna en hâte de l'eau gazeuse édulcorée et aromatisée, qui, selon lui, devait faire merveille.

L'orchestre part, les quadrilles se forment; le rafraîchissement promis circule. Tous se le disputent. Qui dans un verre, qui dans un gobelet bosselé, qui dans une écuelle de bois, c'est à qui en aura la plus grosse part. On le déguste un peu curieusement; et je puis vous attester qu'il n'était ni plus ni moins désagréable que la plupart des boissons vendues comme limonade gazeuse dans certains cafés.

Tout sautait donc pour le mieux. Bientôt cependant se font jour certains sons que tous les instruments à corde auraient désavoués. On remarque dans quelques pas un empressement de fâcheux augure. Bref, au bout de deux heures, le besoin de se rafraîchir était remplacé par un autre non moins impérieux. Chacun se sentait pressé d'aller restituer le relâchant breuvage, et le bal se termina brusquement par une courante générale. Inutile d'ajouter que le docteur ès sciences et son digne acolyte, voyant les suites de leur méprise, s'étaient hâtés de disparaître.

Le lendemain, il y avait amélioration notable dans l'état de plusieurs des danseuses. On s'empressa de constater le fait à l'honneur du traitement moral.

Je fais ce qu'alors nous eussions tous dû faire, — je reviens à l'eau de Saint-Galmier. Ses sources, aussi bien que d'autres plus renommées, ont en leur faveur l'avantage de la tradition historique et d'une antiquité des plus respectables. C'est sous le commandement de Lepidus et de Plancus qu'elles furent découvertes. Le nom de Fons-Fort, — plus d'à moitié latin, — que la plus ancienne a conservé, témoigne de son origine multi-séculaire. L'usage s'en perpétua sous la domination romaine. Plus heureuse que l'eau de Seltz, les bouleversements politiques n'apportèrent de changement ni au courant qui l'alimente ni à la confiance qu'elle inspire.

Nous en trouvons le témoignage positif dans un ancien ouvrage (*). Expression naïve d'une conviction sincère, nous arrachons à ce vieux livre, pour le joindre à la fin de la présente notice, un feuillet qu'on ne lira pas sans intérêt.

Depuis ce temps, les propriétés de l'eau n'ont pas changé. Mais d'importantes améliorations se sont succédé dans son exploitation.

M. André découvrit, en 1843, un courant d'eau plus abondant que l'ancien. Devenu principal propriétaire de cette source qui, d'après le rapport de l'Académie, est le jet le plus important, le plus direct de la nappe souterraine qui alimente Saint-Galmier, il obtint, après cinq ans de démarches suivies, l'autorisation d'exploiter. Ayant désormais dans cette inépuisable source un aliment proportionné à son infatigable activité, il créa la concurrence, c'est-à-dire le bon marché, et comme conséquence

(*) LES RIUIÈRES DE FRANCE,
OU DESCRIPTION GÉOGRAPHIQVE ET HISTORIQVE DU COURS ET DÉBORDEMENT DES FLEVVES, RIVIÈRES, FONTAINES, LACS ET ESTANGS QUI ARROUSENT LES PROUINCES DU ROYAUME DE FRANCE, PAR LE SIEVR COVLON. PARIS, GERVAIS CLOVSIER, AU PALAIS SUR LES MONTÉES DE LA SAINCTE CHAPELLE, M DC XLIV.

la vulgarisation rapide. C'est de ce moment, c'est grâce à ses efforts soutenus, à son zèle, aujourd'hui bien récompensé, que la réputation de l'eau de Saint-Galmier franchit les provinces voisines, que son importation devint un fait commercial sérieux.

Pour être juste envers tous, il faut ajouter qu'une commission de professeurs à l'Ecole de médecine de Lyon, chimistes, géologues, pharmaciens, etc., avait, dès l'origine de la découverte, visité les lieux et apprécié *de visu et linguâ* les qualités de la nouvelle source. C'est par leur honorable et toute compétente intervention que le ministre de l'agriculture et du commerce apprit que, après avoir rencontré ce courant d'eau minérale, M. André avait eu le bon esprit de le détourner de la rivière, où il allait se perdre en bonne et saine mais trop nombreuse compagnie, pour le concentrer en lieu sûr. C'est maintenant à côté de la Fons-Fort qu'il jaillit, la Fons-Fort, source agréable, pétillante, antique, mais dont la nature trop parcimonieuse, comme celle de maint vieux noble abâtardi, avait empêché jusqu'alors de porter au loin la renommée. Celle de la source André répondra à son abondance : elle sera universelle (1).

Puisqu'on ne peut aujourd'hui juger du mérite des choses que par la somme de travail qu'elles donnent à l'art typographique, on nous excusera bien de dire qu'une bibliographie déjà passablement chargée élève nos sources hors de la classe des parvenues. Sans remonter jusqu'à Cœcilius Grey, sans nommer une seconde fois le sémillant *sieur Coulon*, on trouvera aisément dans les travaux de Dupasquier, de Lanyer, de Raulin, de Paret, de Richard de Laprade, de MM. Viricel, Soviche, O. Henri, des témoignages imposants en faveur de leur efficacité. Citons hors ligne — ils le méritent à tous égards, — M. Ladevèze, médecin-inspecteur des eaux, qui, dans une élégante monographie, a surtout précisé leurs indications pathologiques, et notre aimable ami, Munaret, dont la plume légère, se jouant de son sujet, l'a fait mousser pendant 25 pages avec une habileté digne de tout le succès qu'elle a obtenu.

Je pourrais longuement passer en revue les affections diverses que notre excellente source a le privilége de guérir ou de soulager. La gastralgie, les vomissements rebelles, ceux de la grossesse surtout, la boulimie, le pica, le pyrosis, sont essentiellement ses heureux justiciables.

« Toutes les irritations abdominales chroniques, particulière-

(1) Extrait du Rapport de la Commission :
« Chaque jour, on apprécie davantage la qualité des eaux minérales naturelles acidules gazeuses de Saint-Galmier; limpides, froides et pétillantes, pouvant être transportées au loin sans éprouver la moindre altération, leur goût piquant et agréable, leurs propriétés incontestables eussent étendu partout leur réputation, si la faible quantité susceptible d'être livrée à la consommation n'y eût apporté obstacle.

« Une découverte importante paraît devoir changer l'état actuel des choses. Les propriétaires d'une maison située place de la Fontfort, à Saint-Galmier, ont rencontré un *courant* d'eau minérale.

« Cette eau qui se perdait dans la rivière, dans laquelle on la reconnaissait à un dégagement de bulles d'acide carbonique, peut donc être utilisée et donner aux sources de Saint-Galmier une grande importance.

« *Ont signé* : MONTAIN professeur de matière médicale ; DAVALLON, professeur de pharmacie ; TISSIER, membre du jury médical ; RÉPIQUET, chirurgien en chef de l'hospice de l'Antiquaille ; COLRAT, chirurgien en chef à l'hôpital de la Charité.» 20 février 1844.

ment celles du foie, cèdent à leur action, lorsque la désorganisation n'a pas fait encore de grands progrès. » (Ladevèze, p. 27). — Le même auteur en a retiré d'utiles secours contre la chlorose et la dysménorrhée ou l'aménorrhée.

Il cite également des cas nombreux de rhumatisme favorablement modifiés ou guéris par un séjour à la Font-Fort ou par l'usage de ses eaux. Il en est de même des dartres, de celles surtout, plus nombreuses qu'on ne croit, dont la cause est dans une affection chronique des voies digestives.

M. le docteur Viricel, fixant les indications de cette médication, en a aussi déterminé les contre-indications. D'après les souvenirs de son immense pratique, il la déclare très-nuisible dans les cas d'accélération de la circulation générale, d'éréthisme des organes pulmonaires, et notamment chez les goutteux ; très-nuisible, entendez-vous, c'est-à-dire très-active quand on l'applique à ses vraies indications.

Mais c'est particulièrement sur l'appareil urinaire que l'effet de ces eaux éclate dans toute sa puissance ; — je devrais dire dans sa toute-puissance.

« Jamais, de mémoire d'homme, a pu écrire M. Ladevèze, on n'a vu d'habitants de Saint-Galmier souffrir de la présence d'une pierre dans la vessie ; jamais aucun d'eux n'a été dans la nécessité de se soumettre à l'opération de la pierre. » (P. 26).

Ce n'est pas aux seuls indigènes que cette prérogative anticalculeuse est bornée. Comme elle dépend uniquement de l'usage quotidien qu'ils font de leurs eaux minérales, ils la partagent avec tous ceux qui, sur les lieux ou de loin, se soumettront au même régime. Un homme de 31 ans, étranger au département de la Loire, avait été opéré de la pierre à l'âge de 12 ans. Il vint consulter M. Ladevèze pour une douleur profonde et vive dans la région du rein. L'urine était rare, rouge, graveleuse, chargée d'un sédiment abondant. Tout annonçait une récidive imminente. L'eau de Saint-Galmier fut prescrite pour tout médicament. Il en prit trois verres le premier jour, quatre le second, et ainsi progressivement jusqu'à quinze dans les vingt-quatre heures. Bientôt l'irritation locale disparut, l'urine coula limpide et copieuse ; et, guéri en cinq semaines, cet homme, « reconnaissant envers sa bienfaitrice, — dit M. Ladevèze à qui est due cette observation significative, — s'engage à faire chaque année une visite à la fontaine de Font-Fort et à prendre usuellement son eau salutaire dans son domicile. « (*Loc. cit.*) — Il tint vraisemblablement ses promesses, car l'auteur nous assure que sa santé est maintenant excellente (1).

Mais, je l'ai dit, la discussion des cas médicaux n'est qu'indirectement liée à mon sujet. L'eau de Saint-Galmier ambitionne moins le nom de remède que la gracieuse épithète d'apéritif ; et les observations s'en recueillent plutôt à la table qu'au lit du malade. Quittons donc le sombre domaine d'Esculape. Hygée, Comus, Vénus elle-même, réclament à l'envi pour leur culte notre vive naïade.

Examinons leurs droits : voyons surtout s'ils sont inconciliables.

S'il me fallait détailler par le menu les diverses circonstances où l'eau de Saint-Galmier joue un rôle utile ou agréable, où son

(1) Voir pour l'action de l'eau de la source André la lettre du médecin inspecteur, insérée à la fin de cette Notice.

action s'exerce à l'avantage de notre santé, au plaisir de nos sens, j'aurais à entreprendre le catalogue entier des fonctions, sans qu'il me fût permis d'omettre une seule des *six choses naturelles ou non naturelles*. Je ne redouterais certes point cette épreuve pour la Font-Fort; mais je la redoute beaucoup pour le lecteur, et il ne m'en voudra pas de la lui abréger. Effleurons la matière, nul n'y perdra. Un mot suffit au sage, dit-on; et le gastronome n'est-il pas de tous ceux qui aspirent à ce titre celui qui se paye le moins de phrases creuses?

L'indication *épulatoire* de Saint-Galmier ressort évidente et claire de ce double fait, savoir:

Qu'elle donne appétit;

Qu'elle fait digérer.

Prêtant son opportun secours à l'élaboration du grand problème que tout repas comporte, elle en simplifie les deux termes culminants au point de mettre sa solution à la portée des vocations les plus réfractaires. Votre estomac languit, privé de ressort. Gouffre jadis insatiable, il ne témoigne plus qu'à trop rares intervalles cette horreur du vide, apanage de la santé. Eh vite! eh vite! Saint-Galmier à la rescousse! Saint-Galmier et Saint-André! Avec ces deux noms, il n'est pas de lutte douteuse. Paresse native, débilité acquise, inappétence de convalescent, embarras gastrique, saburres, impuissance de faire pour avoir trop fait, la source bienfaisante guérit tout et guérit sur l'heure. Sous cette douche fraîche, presque styptique, les papilles s'érigent, le fluide artériel circule plus agile, la contractilité s'éveille, les muqueuses rougissent, les sucs gastriques affluent, l'éréthisme gagne jusqu'au cerveau, et l'incurable de tout à l'heure est un athlète brûlant d'entrer en lice.

Mais ce n'est pas tout, imprudent! vous payeriez cher cette téméraire confiance. Echappé au naufrage de votre appétit, ne reniez pas trop tôt le protecteur qui vous a sauvé. L'œuvre qu'il a commencée, lui seul la peut achever. Continuez donc. Ce Dieu ne veut pas être adoré à demi. Il ne vomit pas les tièdes, non; mais il pourrait bien les laisser vomir. Redoublez donc de ferveur; puis jouissez en paix du plaisir que, grâce à lui, vous venez de retrouver, car— second point:

La digestion est assurée. — Tout en stimulant l'appareil d'assimilation, le gaz lui fournit les moyens de remplir sa mission jusqu'au bout. Providentielle influence! Sujet inépuisable de méditation pour les professeurs de gastrosophie transcendante, que cette double action, successive dans ses temps, corrélative à elle-même et proportionnée dans ses effets, ne se donnant, — pour user d'un mot vulgaire, — que l'ouvrage qu'elle peut mener à bien; montrant enfin, par cette juste pondération, toute sa différence d'avec les apéritifs factices qui ne prêtent aux organes qu'une vigueur passagère dont on ne saurait ni abuser ni même user sans péril. Sous ce rapport, Saint-Galmier défie hardiment toute concurrence, puisque, réalisant le vœu de Désaugiers, il peut, même chez les plus capaces membres de nos caveaux modernes,

Remplir l'estomac vide,
Vider l'estomac plein.

Un mot maintenant sur les doses et le *modus faciendi*. Dans l'état de santé et prise seulement comme incisif agréable et salutaire, un demi-litre de cette eau par repas suffit. On augmenterait la quantité en cas d'effet incomplet, ou si le gaster se montre rétif à l'aiguillon. Saint-Galmier s'associe à tous les vins; mais la nature l'a surtout destiné à ceux du Mâconnais et du Beaujolais. Ce sont des voisins, des amis d'enfance ; il n'est donc pas étonnant que leur union ait tout le charme des mariages d'inclination : charme fugitif comme ses bulles gazeuses, mais que, ici du moins, on peut renouveler à volonté.

Quelques personnes, — les femmes, les convalescents, — condamnées à couper considérablement leur vin, ne pourraient, n'oseraient remplir d'eau de Saint-Galmier pure l'excédent du verre. A ces estomacs débiles ou timorés, *nous permettons* additionnellement l'usage de l'eau commune en quantité suffisante. Mais notre devoir et le soin de leur salut nous oblige de les prévenir charitablement de faire tous leurs efforts pour rentrer dans la bonne voie. Ils y parviendront grâce à l'habitude, et nous remercieront un jour de leur avoir marchandé nos dispenses.

Le mélange usuel aux repas, — quelle qu'en soit la qualité et la proportion, — doit être fait sans précipitation, bu lentement. Ne pas rapprocher trop les libations. Règle générale, il faut mettre entre elles un intervalle de plus en plus grand à mesure qu'on approche de la fin du dîner.

A un point de vue moins exclusivement matériel, il serait curieux d'apprécier l'influence exhilarante de l'eau de Saint-Galmier, comparativement à celle du vin. A Dieu ne plaise que ma plume se profane à décrier ici ce que je suis déjà assez malheureux d'être parfois, comme médecin, forcé de proscrire. L'intérêt d'auteur, à défaut de penchant naturel, m'engagerait d'ailleurs à respecter les produits de nos vignobles ; car ils prêtent journellement à l'eau gazeuse un appui dont elle ne peut qu'être très reconnaissante. Et elle oserait même se flatter d'avoir prouvé, par la manière aisée dont elle les *supporte* tous, qu'elle accomplit pour sa part le précepte évangélique de nous supporter les uns les autres, malgré nos petits défauts. — Cependant, celui de tous les vins qui, chimiquement, lui est le plus semblable, celui qu'elle se permettrait presque d'appeler son rival naturel, le classique champagne est-il à l'abri de tout reproche ? Sans doute il fertilise les steppes cérébrales les plus arides, galvanise l'hypoglosse, rompt toute contrainte, rapproche au dessert les rangs et les chaises. C'est le dieu des ris, des jeux et, dit-on, des amours. Mais peut-on s'y livrer sans danger, partant sans appréhension ? Cette surexcitation comme fiévreuse de l'esprit et des sens ne représente-t-elle pas une hypothèque à gros intérêts que l'insouciant buveur laisse prendre sur le plus clair de ses biens à venir ? De l'alcool porté sur les ailes du gaz acidule ! N'est-ce donc pas assez d'un seul de ces deux éléments ? Et faut-il de toute nécessité que le doux effet apéritif de celui-ci soit traîtreusement employé à devenir le passe-port d'un agent de trouble et de désordre ?

Qu'on ne me prenne point au mot, cependant ! l'Aï, le Moët, frappés surtout, n'auront, je le sais, jamais besoin d'avocat contre les médecins. Moi-même, si quelque imprudent les voulait exclure, je ne serais pas des derniers à crier: Grâce pour eux ! grâce pour moi ! Mais, comme toute médication perturbatrice, celle-ci a ses indications spéciales, et chacun sent', de reste, à son estomac, qu'il serait peu hygiénique d'abuser même d'un si bon remède. — Le besoin d'un succédané étant donc généralement reconnu, l'eau de Saint-Galmier se présente en première ligne. Elle pourrait même faire valoir quelques droits directs à une préférence absolue. Sa mousse purement gazeuse, dépourvue de tout alliage irritant, active la circulation de l'encéphale, mais ne le congestionne jamais d'une manière durable. Aussi son usage ne donne pas plus de repentir à l'esprit qu'à l'estomac. Le *Galmiérisme* serait bien mal apprécié si on le comparait au premier degré de l'ivresse. Il en a l'enjouement, le bien-être, l'entrain : mais la limite est marquée là ; elle est infranchissable. Multipliez les rasades ; vous ne dépasserez point cet état de gaieté franche et douce, généralement la même pour tous les convives et qui résulte autant du pressentiment d'une digestion facile que du bienfaisant stimulus porté sur l'appareil psychique et moral.

Le parallèle vous semble-t-il téméraire ? Prenons des juges : j'en vois d'ici un parfaitement désintéressé dans la question, et vous l'accepterez sans doute comme moi. Apercevez-vous au bout de la table cette jeune dame au fin sourire, à l'œil observateur, dont le gant paille n'a pas quitté le verre mousseline depuis le commencement du dîner ? Tâchons de la faire causer. Si elle veut être sincère, si vous savez un peu l'encourager, un peu la deviner, il ne vous faudra pas un quart-d'heure pour extraire de sa conversation les aphorismes suivants :

Le champagne inspire une confiance universelle et sans bornes.

Il donne le babil et la vaniloquence, jamais le don de persuader, excepté celles qui sont payées pour l'être d'avance.

A table, il fait, pour une femme, de tout voisin un agresseur, agresseur presque toujours fatigant, hors d'état de distinguer les nuances qui séparent le badinage poli d'une galanterie blessante.

Comme toute vanité, celle-ci porte avec elle sa propre peine. Car l'attaque a-t-elle par hasard réussi ? Est-on venu offrir au vainqueur la clef de la place ? Trop souvent il s'aperçoit alors, mais un peu tard, de ce que le combat lui a coûté, et succombe sans pouvoir triompher.

Avec l'eau de Saint-Galmier, la causerie reste toujours décente et de bon ton. Sans doute un aimant secret la pousse alors incessamment vers le même sujet, l'y pousse plus activement que de coutume. Mais ce sujet n'est-il pas le but même de la création ? Vouloir, savoir et pouvoir le traiter, n'est-ce pas l'exclusif privilège d'une organisation normalement constituée, normalement fonctionnante ? Loin d'en faire un grief à notre source, n'y voyons donc qu'une preuve nouvelle de son réconfortant pouvoir. « J'en verse sans crainte, m'écrivait une spirituelle cliente, à mon mari et à tous ses amis, bien sûr qu'elle n'engagera ni l'un ni les autres en deçà ou au delà des bornes de ce qu'ils me doivent. » — Et elle jugeait sensément. Jamais de cette urne ne s'échappa une parole dont l'innocence eût à rougir. Mais, si au sein de l'aimable gaieté qu'elle inspire, deux cœurs faits pour se comprendre sentent le lien qui les unit se resserrer de plus en plus, qu'ils n'appréhendent rien. La *Font-Fort* ne fait à personne de vaines promesses : lisez plutôt dans l'opuscule de M. Ladevèze, l'histoire de Mme A.., guérie par son seul secours, en deux voyages, d'une stérilité qui l'affligeait depuis cinq ans. Saint-Galmier jouit dans nos contrées, sous ce rapport, d'une réputation dont les effets croissent et se multiplient, et c'est vraisemblablement à elle que faisait allusion la célèbre thèse : *an aquæ minerales mulieres fœcondent?*... vigoureusement soutenue, en 1616, à Paris, par Pierre de Baurein, et que, pour l'honneur d'un nom si bien choisi, il ne pouvait, on le comprend, résoudre autrement que par l'affirmative.

Après l'utile, le luxe. Boire sans cesse et sans soif, c'est, on l'a dit, le grand supplice des eaux minérales. Près de notre source, ce programme de torture devient une devise de fête. Mélangée aux sucs de fruits et sucrée, un verre d'eau de Saint-Galmier est une vraie bouchée de roi. Je *dis suc de fruits*, et je le dis à dessein pour étouffer dès l'origine une petite hérésie — s'il en est de petites en pareille matière — qui tendrait à s'accréditer sous l'imposante autorité de mon digne confrère Munaret. « Un mélange de cette eau naturelle gazeuse avec le sirop d'orgeat est, dit-il, de toutes les gâteries liquides du plateau de bal, celle qui est la plus suavement fraîche, la plus digne, en un mot, de carresser les papilles d'une jolie bouche. » Merci, mille fois merci pour Saint-Galmier, d'un tel éloge. Je n'aurais certes pas aussi bien dit ; mais peut-être, ferais-je mieux. La cuisson altère plus ou moins l'arome végétal si fugitif, vous le savez mieux que moi, cher confrère. Substituez donc hardiment, puisque vous avez qualité pour parler en maître, la préparation magistrale aux fioles trop souvent respectables de l'officine. Remplacez l'orgeat par un lait d'amande extemporanément extrait, le sirop dit de limons par le suc de citron, le sirop de groseilles par l'eau de groseilles, etc. Vous réalisez ainsi le quadruple avantage d'économiser le prix de fabrication, de choisir vous-même vos produits, de n'en pas livrer la préparation à des mains étrangères, et surtout de réserver au palais de vos convives la portion de parfum que le fourneau du confiseur dévore en pure perte.

Du reste, sirop ou suc édulcoré, le breuvage demande à n'être préparé qu'à la minute, et, s'il se peut, séparément pour chaque buveur. Faites circuler les verres contenant le sucre et l'arôme sapide, délayés dans aussi peu de liquide que possible. Que chacun prenne le sien et se tienne prêt. Au signal donné, projeté de haut, le liquide gazeux divise et fragmente les molécules parfumées, de façon à ce qu'aucune des papilles n'échappe à la piquante titillation de cette vapeur savoureuse. Si vous comprenez qu'il s'agit d'avaler *après* que la dissolution est parfaite, mais *avant* que la mousse ne tombe, vous n'aurez pas trouvé trop longue la codification de cette seconde de délices.

Comme boisson destinée à tempérer les ardeurs caniculaires, l'eau de Saint-Galmier possède, indépendamment de son goût appétissant, deux qualités hygiéniques à elle spéciales. Avec les rafraîchissements ordinaires, la soif, en tant que besoin, est étanchée ; mais il est vrai de dire que, comme plaisir, on ne la satisfait jamais complètement et sûrement. Car le danger de boire froid pendant que le corps est en sueur ne pouvant s'appeler une chimère, il arrive de toute nécessité l'une de ces deux choses : ou qu'on laisse passer quelques minutes avant d'oser porter le verre à ses lèvres, — et ces minutes sont l'exacte répétition du supplice de Tantale — ou que, pour passer son caprice, on risque une maladie. La source de Saint-Galmier nous dispense de ces ménagements. En toute saison, à toute température, elle s'ingère sans inconvénient. Le fait est notoire. Je pourrais en essayer l'explication physiologique ; mais pour le lecteur, l'ennui serait assuré et la persuasion incertaine. Il préférera donc, et de beaucoup, m'en croire sur parole que sur démonstration. J'ajouterai seulement, d'après M. le docteur Soviche, que « *les ouvriers verriers de Rive-de Gier, sortant de la fournaise, prennent impunément de cette eau acidule glacée.* » Cet heureux privilége, bien connu dans la contrée, n'est-il pas de nature à rassurer les plus tremblotants porteurs de flanelle ?

Le second avantage qui distingue la Font-Fort des limonades, eaux glacées, etc., c'est qu'elle n'augmente pas comme celles-ci la sueur. Sa principale action étant diurétique, il en résulte qu'à part une faible diaphorèse qui tient à ses propriétés de léger stimulant diffusible, elle ne pousse pas à la peau. Les chasseurs lui rendent sous ce rapport un hommage bien mérité. Pourquoi, ruisselants sous le faix, trempés jusqu'au carnier, se privent-ils de boire ? Parce qu'ils savent par expérience que les liquides dits rafraîchissants favorisent l'action des vaisseaux exhalants, et qu'un verre d'eau avalé va à l'instant se changer en un verre de sueur. Aussi préfèrent-ils s'abstenir ou avoir recours aux pernicieux alcooliques. Que les dépôts de la source André se multiplient autant qu'elle le mérite, et bientôt le moindre cabaret de village sera en mesure de leur offrir la seule boisson qu'on puisse à bon droit appeler à la fois rafraîchissante, corroborante et appéritive.

Voilà de bien mondaines excursions hors du domaine de la médecine. Peut-être le lecteur daignera-t-il les couvrir de son indulgence. Mais ma conscience à moi ne m'en reprocherait pas moins vivement ce long oubli du titre que je porte. Heureusement, il est encore temps de racheter mes fautes ; et si j'ai jasé en profane, je veux finir en docteur, par une formule. Prenez bonne note de celle-ci. Elle vient de source respectable et satisfait à plus d'une indication.

Recipe : Eau de la source André, frappée de glace (au degré des rivières charriant), 1 litre.

Sucre royal — à défaut de Bordeaux — légèrement inprégné d'oléo-saccharum de citron, 500 grammes.

Vin blanc de Sauterne — pour la médecine des pauvres, de Chablis — mais avec son acte de naissance dûment légalisé — une bouteille.

Tranches de citrons ou d'oranges Q. S.

Mêlez s. a. Servez froid.

C'est la *marquise* de Saint-Galmier, moins connue du grand nombre de ceux qui boivent que de la pléiade de ceux qui savent boire: stimulant à la fois délicieux et irrésistible, c'est à elle qu'est réservé, dans l'occasion, l'honneur de faire passer les dîners trop copieux ingérés par certains croyants, dont la foi dans les vertus stomachiques de la source André s'est imprudemment élevée jusqu'au fanatisme de l'indigestion.

P. DIDAY

Saint-Galmier possède trois sources d'eau minérale acidule gazeuse ; la Font-Fort appartenant à la commune, elle est connue dès la plus haute antiquité ; la source Badoit et la source ANDRÉ nouvellement découvertes. Elles sont presque contiguës sur une surface de 10 à 15 mètres aux bords de la Coize.

Pour être exploitées légalement, elles ont été le sujet de trois analyses faites successivement par l'Académie et suivies de rapports motivés. Voici ces analyses mises en regard de celles de l'eau de Seltz :

TABLEAU COMPARATIF de l'Eau de Saint-Galmier et de l'Eau de Seltz (duché de Nassau).

SUBSTANCES MINÉRALISANTES.	Saint-Galmier. Source de la ville Fontfort.	Saint-Galmier. Source Badoit.	Saint-Galmier. Source André.	Eau de Seltz. par Bergmann.	Eau de Seltz. par Bischoff.
Air	inapprécié	assez riche en oxigène	TRÈS RICHE en oxig.	...	...
Acide carbonique libre	1 vol. fort	1 vol. 1/4	1 vol. 1/2	1/2 vol.	1 1/4 vol.
Bi-carbonate de soude anhydre	0,238	0,560	0,345	0,556	1,015
— de potasse	...	0,020	0,010	...	...
— de chaux	...	1,440	0,934	0,401	0,323
— de magnésie	1,037	indiqué	0,010	0,697	0,275
— de strontiane	0,007	...	traces	...	...
— de fer et manganèse	0,009	...	...	...	...
Sulfate de soude, anhydre	0,079	0,200	0,310	...	...
— de chaux, id.	0,180	...	...	...	...
Silicate d'alumine, sans doute	0,216	0,134	0,430	2,585	2,796
Chlorure de sodium	...	0,480	...	...	...
— de magnésium	...	...	...	...	0,027
— de calcium	...	0,055	0,062	...	0,275
Nitrate alcalin évalué	0,060	...	traces	...	0,043
— de magnésie	0,060	...	0,020	...	0,046
Phosphate soluble	traces	...	traces	...	...
Silice alumine	0,060	...	0,020	...	0,408
Matière organique (génie)	traces	presqu'invisible	traces	...	...
Principes fixes	1,862	2,889	2,121	4,249	4,573
Eau	998,138	997,111	997,879	995,751	995,427
TOTAL	1.000,000	1.000,000	1.000,000	1.000,000	1.000,000

Ces analyses sont insérées dans le Bulletin de l'Académie, et approuvées pour la source Fontfort, séance du 21 mai 1839 ; pour la source Badoit, du 28 février 1847, et pour la source André, du 26 mai 1846.

« L'eau de la source André a la plus grande analogie avec celle déjà connue; elle est cependant plus chargée de gaz acide carbonique, bien plus mousseuse et même plus agréable à boire. »

« Elle provient, sans aucun doute, de la même nappe d'eau qui alimente les sources ; mais, en raison de son excessive abondance (elle donne plus de 20,000 litres en 24 heures), de sa richesse en gaz carbonique au sortir de la roche granitique d'où elle s'échappe, elle doit être un des jets les plus importants et les plus directs de cette nappe souterraine. »

« Examiné tout récemment, comparativement avec l'eau de Seltz naturelle (duché de Nassau) et avec l'eau de Saint-Galmier, nous avons trouvé dans celle de la nouvelle source une supériorité incontestable par la richesse en acide carbonique, titre auquel s'associe encore une quantité d'air riche en oxigène. » (Voir le tableau ci-contre.) *Extrait du rapport de l'Académie du 26 mai 1846, adopté à l'unanimité.*

« L'analyse que nous avons faite de la nouvelle eau de Saint-Galmier (source Badoit) fait reconnaître qu'elle présente une grande analogie de composition avec l'eau des deux autres sources de cette localité, dont nous avons eu l'honneur de vous entretenir l'année dernière. » *Extrait du rapport de l'Académie fait à l'occasion de la source Badoit, 28 février 1847.*

« L'excès des sels de chaux dans les sources voisines de la source André peut s'expliquer par leur mélange avec l'eau douce. » (Ossian Henry.)

« J'ai la conviction qu'avec ce nouvel agent thérapeutique (l'eau de la source André) employé concurremment avec l'eau de la source communale, dont l'inspection m'est depuis longtemps confiée, il nous sera possible d'opposer aux nombreux cas pathologiques qui se présentent annuellement, dans la saison des eaux, des moyens curatifs *beaucoup plus énergiques et plus décisifs.* »

(Lettre du docteur Ladevèze, inspecteur des eaux, 17 avril 1847).

Ces documents, puisés aux meilleures sources, prouvent que la source André est beaucoup plus abondante, d'une action plus décisive, qu'elle contient une plus grande quantité d'air très-riche en oxigène, beaucoup plus de gaz acide carbonique et moins de sels calcaires. On sait qu'un excès de chaux rend les eaux potables lourdes, pesantes, difficiles au travail de l'estomac comme à la cuisson des légumes.

Enfin, qu'elle est plus mousseuse et même plus agréable à boire. (Rapp. de l'Académie.)

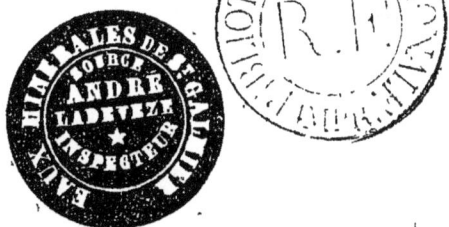

SAINT-ÉTIENNE, IMP. DE THÉOLIER AÎNÉ.

LES RIVIERES

On auroit pluftoft compté toutes les eftoiles du Firmament, que le grād nombre des ruiffeaux & des riuieres qui fe gliffent imperceptiblement de tous coftez, & vont fe rendre au Loire comme autant de petites lumieres qui veulent fe concentrer dãs le corps du Soleil. La *Coife* defcend de S. Galmier, amenant auec elle les eaux miraculeufes de la Fons-fort, dont les effets donnent autant de peine à l'efprit des Philofophes & des Medecins, que d'vtilité au corps des habitans du lieu. Elle fupplée au defaut du vin, elle vaut mieux que le leuain pour paiftrir le pain, & faire leuer la pafte, & vn verre de fon eau a plus de force que toutes les receptes d'Hippocrate & de Galien, pour la purgation des humeurs Ne voila pas des gens heureux, qui n'aprehendent point que la rigueur des hyuers gele leurs vignes, qui en toutes les faifons de l'année font vandange à peu de frais, & qui peuuent conferuer leur fanté fans nuire à leur bourfe? Car il eft hors de doute qu'vn demy fextier de cette eau miraculeufe meflée auec vn peu de vin ne l'affoiblit aucunement; au contraire luy donne vne force particuliere, qui efchaufe & anime ceux qui la boiuent, & qui leur fert de remede & de pre-

Coife, r.

feruatif contre toutes fortes de maladies, pour arriuer iufques à vne belle vieilleffe fans autres drogues que le feul vfage de l'eau de cette fontaine. On ne peut neantmoins s'en feruir à cuire les viandes, pource qu'elle s'en va toute en fumée, & fe refout en vapeurs, deflors qu'elle commence à bouillir. La *Vefie* fort de *Montbrifon*, le Siege Royal du pays, d'où eftoit né le fameux Iurifconfulte, Iean Papon. Le *Lignon* coule plus doucement fous la plume du Marquis d'Vrfé, qu'aux pieds de *Noire-Eftable* & de *S. Didier*, & fe croid plus glorieux d'auoir efté choifi pour le Confident des amours d'Aftrée & de Celadon, que pour arroufer les iardins delicieux de la *Baftie*, d'où il va fe ioindre au Loïre tout couronné de fleurs vis à vis du *Donzi*, du *Vernefon* & de la *Neironde*, trois autres petites riuieres qui empruntent leurs nõs des lieux par où elles paffent, à cofté de Feurs, & fe vont defcharger au Loire. Le *Lignon* prend fa fource fur la montagne de Loule, où font trois groffes fontaines, defcend à Sauuain, S. Georges, Couuant, & au Pont de Creué, où il reçoit la riuiere de S. Turin, & acquiert le nom de Lignon, & paffe auec quelque impetuofité au deffus de Bouin, à la Botéreffe, à Bonlieu, Mon-

Vefie, r.

Lignon, r.

Donzi, r.
Vernefon, r.
Neironde, r.

www.ingramcontent.com/pod-product-compliance
Lightning Source LLC
Chambersburg PA
CBHW050434210326
41520CB00019B/5921